BEI GRIN MACHT SICH IHR WISSEN BEZAHLT

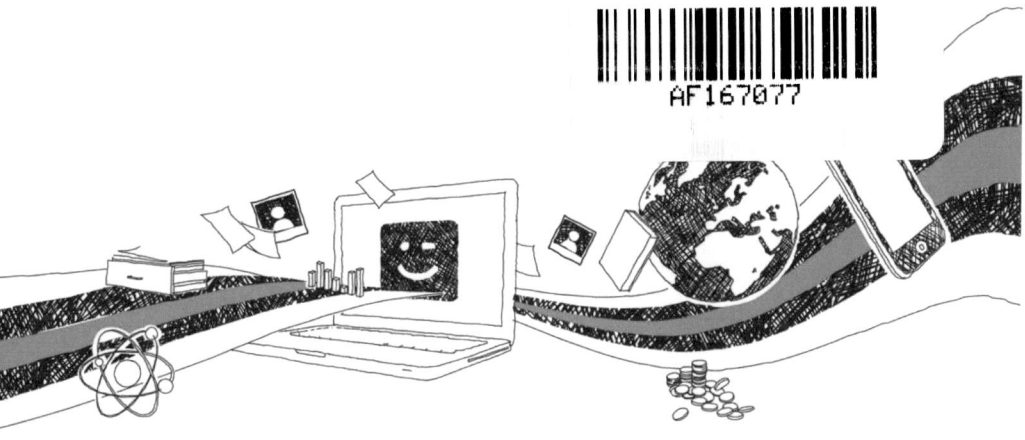

AF167077

- Wir veröffentlichen Ihre Hausarbeit,
  Bachelor- und Masterarbeit

- Ihr eigenes eBook und Buch -
  weltweit in allen wichtigen Shops

- Verdienen Sie an jedem Verkauf

Jetzt bei www.GRIN.com hochladen und kostenlos publizieren

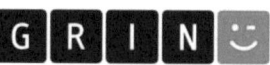

Dekonstruktion und Konstruktion der Pharmazie

Rainer Heide

GRIN

Bibliografische Information der Deutschen Nationalbibliothek:

Die Deutsche Nationalbibliothek verzeichnet diese Publikation in der Deutschen Nationalbibliografie; detaillierte bibliografische Daten sind im Internet über http://dnb.d-nb.de abrufbar.

ISBN: 9783346443953
Dieses Buch ist auch als E-Book erhältlich.

Druck und Bindung: Books on Demand GmbH, Norderstedt Germany
Gedruckt auf säurefreiem Papier aus verantwortungsvollen Quellen

Das vorliegende Werk wurde sorgfältig erarbeitet. Dennoch übernehmen Autoren und Verlag für die Richtigkeit von Angaben, Hinweisen, Links und Ratschlägen sowie eventuelle Druckfehler keine Haftung.

Das Buch bei GRIN: https://www.grin.com/document/1022912

Dekonstruktion und Konstruktion des Pharmazeutischen

Dipl.Biol. Apotheker Rainer Heide, LB Evangelische Hochschule Dresden, Berlin

Nicht erst seit der Insolvenz des Apothekenrechenzentrums AvP und der nicht vorhandenen gesamtgesellschaftlichen Rezeption dieses Ereignisses und vor allem der fehlenden öffentlichen und gesellschaftlichen sowie politischen Reaktion auf dieses Thema ist das Selbstverständnis der Apotheker: Innen wieder einmal stark ins Wanken geraten. Offensichtlich ist diese Situation wieder einmal ein Moment, um innezuhalten und einige Fragen aufzuwerfen: Was macht eigentlich das Selbstverständnis und Interesse der Pharmazie als Wissenschaft aber auch als Grundlage eines alten Berufsstandes aus?

Was ist Pharmazie?

Welchen Weg in der Gesellschaft wird die Pharmazie einschlagen?

Die Pharmazie kommt aus einer medizinischen Tradition, die die Herstellung von Pharmaka als obskure, außeralltägliche Mittel[1] beinhaltete, also Präparaten, deren Wirkung zur entsprechenden historischen Zeit ausschließlich durch die Kommunikation und Anwendung des Arztes aufgrund seines sozialen Standes und Wissens begründet war.

Die Folge dieser historischen Pharmazie finden wir durchaus bis in unsere heutige Zeit z.B. in Präparaten der Alternativ-Medizin, die ihre Wirkkraft überwiegend nicht analytisch-naturwissenschaftlich begründen, sondern ausschließlich sozial-kommunikativ.

Die Wirkung und Begründung dieser Pharmaka erfolgt zunächst nur durch die Ärzte, die deshalb in antiker Zeit auch pharmazeutisch arbeiteten. Das Berufsbild des Pharmazeuten - und das war es damals noch ohne die heute

---

[1] Anna Henkel, Soziologie des Pharmazeutischen (Baden-Baden: Nomos Verlag, 2011).

inhärente Wissenschaftlichkeit-, entwickelte sich weiter aus der alchimistischen Zeit, nach-antiken Zeit, zum Hüter der Qualität und Reinheit der vom Arzt gewünschten Pharmaka beispielsweise Arzneidrogen. Diese medizinische Pharmazie wurde erst in der Neuzeit teilweise abgelöst durch die Entdeckung der Wirkstoffe und der damit verbundenen Wirkstoff-Pharmazie.

Hier gewinnt das Bild der historisch-plakativen Pharmazie seine Normativität, mit der wir uns heute auseinandersetzen müssen und die sich bis heute fortsetzt und in den vorhanden gesetzlichen Regularien ihre Widerspiegelung findet.

Später entstand der naturwissenschaftliche Aspekt der Pharmazie, der dort seinen Platz neben anderen Naturwissenschaften suchen und finden musste – dort ist dies besonders die Chemie, Biologie und in neuerer Zeit der Biochemie. Wissenschaftlichkeit meint hier „die einen umgrenzten Gegenstandsbereich systematisch nach ihm angemessenen Methoden erforscht, ordnet und die Fülle der so gewonnenen Erkenntnisse auf umfassende Grundsätze zurückzuführen und aus ihnen zu erklären sucht." [2] Dieser Grundsatz wurde zum verpflichtenden Handlungsvorsatz für Wissenschaftler: Innen.

Als Pharmazeut: Innen sitzen wir also zwischen den Stühlen der Wissenschaftlichkeit, die einerseits die naturwissenschaftlich-rationale Seite umfasst, die aber durch Chemie, Biologie und Biochemie ebenso für sich beansprucht wird und die wir in der Regel im Bereich der verschreibungspflichtigen Medikamente finden.

Auf der anderen Seite steht, wie bei der Medizin auch die eher geisteswissenschaftliche Seite der Wirkungskonzeption auf den Patienten mit hermeneutischer und phänomenologischer Betrachtungsweise - die medizinische Pharmazie, die ihre Begründung beispielsweise entweder durch die Ärzte in Form der fakultativen, empfehlenden, grünen Rezepte erhalten

---

[2] A Regenbogen and U. (Hrsg) Meyer, Wörterbuch der philosophischen Begriffe (Hamburg: Felix Meiner Verlag, 1998).

oder der Präparate, die wir im Sinne unserer Kenntnis medizinischer Zusammenhänge dem Patienten für die Selbst-MEDIKATION empfehlen.

Es gibt neben diesen zwei Betrachtungen noch weitere.

Eine zusätzliche Beurteilung und Zuschreibung zu anderen Aspekten der Apothekerrolle darüber, weist auf die schon besprochene gesetzliche und historische Normativität der Pharmazie hin - eine weitere auf die gesundheitspolitischen, normativen Implikationen des Berufes und eine dritte auf die mikroökonomisch-merkantilen Seiten.

Seit der Regulierung durch Arzneibücher, die es schon seit der antiken Zeit gibt und den sozialrechtlichen Vorschriften der Neuzeit, beispielsweise in Sozialgesetzbüchern, die aber auch schon seit der Kaiserzeit in Deutschland benutzt werden, steht der Berufsstand auch als Kaufmann und administrativ-stellvertretend Handelnder in der Öffentlichkeit.

Selbst Krankenhaus-Apotheker agieren zunehmend nicht mehr nur fachlich motiviert, sondern müssen ebenso wie die niedergelassenen Kollegen wirtschaftliche und kaufmännische Regularien bei der Auswahl ihres ständig vorrätig zu haltenden Arzneimittelbestandes bedenken. Die Tücken des kaufmännischen Handelns waren in der vorantiken und antiken Zeit auch ein Grund für die Entstehung des Berufes „Apotheker", der den Problemen des kaufmännischen Handelns mit einer administrativ-regulativen Verhaltensweise entgegenstehen sollte. Auch heute noch ist diese kaufmännische Handlungsseite des Apothekers mit zum größten Problem der Außendarstellung und Wahrnehmung geworden.

„Dabei geraten die öffentlichen [Anm. Verf.] Apotheker als Berufsvertreter zunehmend in eine double-bind Situation zwischen Anforderungen an gesundheitsorientierte sowie betriebswirtschaftliche Effizienz."[3] Durch die AvP Insolvenz wird uns als Apotheker: Innen nun wieder genau diese Seite des

---

3 Anna Henkel, Soziologie des Pharmazeutischen (Baden-Baden: Nomos Verlag, 2011).

kaufmännischen Verlustes vor Augen geführt, der aus einem scheinbar hochregulativen Umfeld heraus geschieht, das genau nun diese uns beeinflussenden Regularien auf die Probe und zur Diskussion stellt. Das Studium Pharmazie begründet nicht nur eine wissenschaftliche Bildung, sondern es begründet auch eine sehr konkrete Berufsausübung.

Pharmazie IST damit auch eine Berufsausbildung, die nicht Wissenschaftlichkeit per se impliziert, wie es bei den klassischen Naturwissenschaften der Fall ist, auch wenn die Wissenschaftlichkeit das Primat in der akademischen Ausbildung hat. Deshalb muss die Pharmazie sich immer wieder dieser Wissenschaftlichkeit, die sie natürlich heutzutage auch bestätigen kann, ebenso wie die Medizin, immer wieder neu versichern. Jedoch wird die akademische Ausbildung der dann folgenden Beruflichkeit der meisten Pharmazeut: Innen nicht gerecht, die zum größten Teil in der öffentlichen Apotheke Ihre Beschäftigung finden. Die Berufstätigkeit als öffentliche Apotheker: Innen betrifft ca. 2/3 der approbierten Pharmazeut: Innen. Im Rahmen dieser Berufsausübung ist das naturwissenschaftliche Handeln marginal. Andere Felder der Berufsausübung treten stärker hervor – administrative, regulative, logistische, merkantile, kommunikative usw. Im Vergleich mit dem Beruf des Arztes impliziert die ärztliche Tätigkeit des/r niedergelassenen Allgemeinmediziner: In beispielsweise zwingend eine wesentlich größere Wissenschaftlichkeit für das ärztliche Handeln als es beim täglich-routinierten Handeln des öffentlichen Pharmazeut: In der Fall ist.

Diese vielen grundsätzlichen Herausforderungen sind nun zu großen, unsere Selbstwahrnehmung als Pharmazeuten, bestimmenden Fragen geworden. Die Ausbildung an den Universitäten folgt den neuen Anforderungen nur mühselig, nicht weil die Universitäten dies nicht immer wollen, der Aspekt der Beruflichkeit steht im akademischen System der Universitäten nicht im Zentrum der Wahrnehmung und Ausbildung. Im Gegenteil wird berufliche Kompetenz oft aus der akademischen Warte gering bewertet, da der Praktiker den geheimen Strukturen des akademischen Betriebes nicht mehr folgen kann, selbst wenn er es wollte. Die klassischen Fortbildungsszenarien zeigen dies oft sehr deutlich, da i.d.R. aus einem akademisch-theoretischen Kontext heraus referiert wird oder die Referenten, selbst wenn sie Praktiker sind, versuchen, diesen akademischen Anspruch zu erzeugen. Zusätzlich gibt es staatlicherseits einen starren-administrativen Rahmen, der durch das historische Bild der Apothekerrolle geprägt wurde und den aktuellen Entwicklungen nicht genügend Aufmerksamkeit schenkt und nicht die nötige Handlungsfreiheit zur Verfügung stellen kann. Auch der offene und kritikaffine Diskurs der Administration mit den Berufspraktikern wird nicht nur bei den Pharmazeuten dringlich vermisst.

Die einheitlich historisch geprägte Apothekerrolle fragmentiert und dekonstruiert sich in diverse Apothekerrollen, die zunehmend disparat wirken, da die Funktion und Aufgaben der einzelnen Apothekerrollen durch ihre Spezialisierung sich nicht mehr zu dem **einen** Rollen-Bild verbinden lassen. Wir sehen die Apothekerrolle als DIE uns vertraute Apothekerrolle meist im Kontext der öffentlichen Apotheke, wo diese Rolle zunehmend durch die kaufmännischen und logistisch-administrativen Aufgaben geprägt und beeinflusst wird.

DIE tradierte und als Bild vertraute Apothekerrolle des beratenden und herstellenden Apothekers verschwindet hinter den neuen Aufgaben und wird von den meisten Berufskolleg: Innen nicht nur vermisst, sondern im Sinne einer tradiert-korporativen, tribalen und geheimen Beruflichkeit ersehnt. Auch das Patriarchale unserer Apothekerrolle im Sinne einer Machtausübung gegenüber anderen sozial Handelnden wird genossen und eine Diskussion über eine neue soziale Rolle des/r Pharmazeut: Innen erfolgte und erfolgt bisher nicht.

Mit dem Aufkommen der industriellen Arzneimittel bekommt der Arzneimittelmarkt eine Gewöhnlichkeit, die der Präsentation des klassischen

Arzneimittels als Fertigarzneimittel in einer industriell angebotenen Verpackung geschuldet ist und die Differenz zu Nahrungsergänzungsmitteln oder Medizinprodukten in gleicher für den Laien ununterscheidbaren Aufmachung auflöst. Somit muss nun immer wieder die Diskussion um die Besonderheit des Arzneimittelmarktes im Unterschied zu anderen gewöhnlichen Handelsprodukten betont werden, obwohl eben genau diese Gewöhnlichkeit nun zunehmend deutlich wird. Die Rolle, Aufgabe und Funktion der Pharmazeut: Innen in diesem Spiel wird immer schwächer, da nun nur noch administrative, logistische und beratende Aufgaben zu leisten sind. Das Obskure der Pharmaka in der Vergangenheit, das noch der Erklärung, sprich Kommunikation des/r Pharmazeut: In bedurfte, verschwand und damit war diese Art der begründenden, aber auch alleinstellenden Kommunikation hinfällig. Die neue Art der Kommunikation ist für den/die Patient: In banaler, volatiler, da er wichtige Informationen ja auch anderen Quellen –Beipackzettel, Internet, etc.- in fast gleicher Güte entnehmen kann.

Die Kommunikation in der Apotheke benötigt eine neue, ethisch-soziale Facette, die im akademischen Lehrbetrieb nicht unterrichtet wird, da die Bedeutung bisher nicht erkannt wurde.

Bei der Betrachtung aktueller Beschreibungen von Apothekerstellen finden wir fast ausschließlich Aufgaben aus dem nichtwissenschaftlich-historisch begründeten sowie administrativ-merkantilen Handlungsbereich der Pharmazeut: Innen und erzeugen durch die stetig wachsende, dekonstruierende Differenz zwischen Studieninhalten und den praktischen Berufserfordernissen eine wachsende professionelle Unvollkommenheit, die sich in zunehmender Berufsmüdigkeit äußert.

Die Akzeptanz von Pharmaka im Bereich der öffentlichen Apotheke geschieht nicht mehr nur durch uns Pharmazeuten und unsere in der Kommunikation mit dem Patienten dargestellten Kompetenz. Dieses Expertenwissen unsererseits funktioniert ja nur durch das Vertrauen des Patienten in den Fachmann, eben dem Experten, der in einem geregelt dargestellten Umfeld vorsteht und ihm/ihr die Wirkung der zu erwerbenden Pharmaka beschreibt. Das Eintreten der Wirkungen, die dann die Patient: In für sich wahrnimmt, rechtfertigt dann dieses Vertrauen oder eben auch nicht.

Expert: innen werden wir für die Patient: Innen in der Regel nur durch die Kenntnis des administrativen Dschungels und erst nachrangig durch medizinisch-pharmazeutische Fragestellungen, wie man an den täglichen Diskussionen zu Hilfsmitteln, ständig ändernden Zuzahlungen, Rabattverträgen oder Lieferengpässen beispielsweise sieht.

Somit präsentiert sich der andere Faktor des Vertrauens der Patienten: Innen in der vor ihnen liegenden Schachtel, die als Arzneimittel oder Lebensmittel oder Medizinprodukt nur die formal-optische Wahrnehmung der Patienten: Innen anspricht und eben diese entspricht. D.h. nicht nur wir Pharmazeut: Innen transportieren das Vertrauen in die Medikation, sondern formelle Kriterien wie Schachtelaussehen oder Angaben zur Zusammensetzung des Herstellers beeinflussen dies zunehmend mehr, wie die Diskussionen um Rabattarzneimittel oder Laktoseunverträglichkeiten bei Arzneimitteln beweisen.

Also bleibt die Frage zu klären, wo sehen wir uns als Pharmazeut: Innen?
Wie konstruieren wir eine zeitgemäße Apothekerrolle?
Es ist sicher zunächst anzuerkennen, daß wir kein solch konservativer stabiler Berufsstand wie die Ärzte sind, sondern ein stärker dem Zeit,-Wissenschafts- und Gesellschaftsgeist folgender.
Im Folgenden zeigt sich, dass das Bild der Pharmazeut: Innen sich in den vergangenen Jahrhunderten weit mehr gewandelt hat, als z.B. das Bild der Arzt: Innen. Die Spannweite zwischen einer mit crisp/cas oder synthesechemisch arbeitende Pharmazeut: In über die klinische Pharmazeut: In zur Offizinpharmazeut: In sowie z.B. der administrativ arbeitenden Pharmazeut: In

ist von den grundlegenden Anforderungen an das Berufsbild weiter entfernt als eine Psychiater: In zur Chirurg: In je ist.

Dort droht unserem Berufsstand das Schicksal des Zerriebenwerdens. Synthese und Chemie kann der/die Chemiker: In vielleicht sogar besser, Arzneimittel verabreichen könnte Ärzt: In auch – die Tierärzt: In und die Geschichte beweist uns das ganz klar, und pharmazeutische Logistik ist sicher nicht ausschließliche pharmazeutische Kernkompetenz, wie uns DocMorris oder Amazon immer wieder zeigen.

Die Gegenargumentation z.B. gegen den Arzneimittelversand erfolgt ausschließlich juristisch-administrativ und nicht aus einer Handlungsbegründung beispielsweise gegenüber der Arzneimittelkonsumtion der Patienten: In oder aus einer moralisch-sozialen Position die die Arzneimittelversorgung sowohl aus der Perspektive der Heilung des Einzelnen als auch aus der gesamtgesellschaftlichen Perspektive der sozialen Stellung der Gesellschaft zum Wohl des Einzelnen betrachtet.

Die Begründung z.B. für die Ablehnung des Versandhandels ist eine korporative, traditionelle und wertkonservative Handlungsbegründung und nicht eine zweckrationale. Zumal selbst bei zweckrationaler Begründung wir oft den Zweck – der Patienten: In, mit dem Mittel - dem Arznei-Mittel - vertauschen. Die Begründung unseres Handelns im zweckrationalen Sinne muß die Patient: In sein und nicht die administrativ-logistische Beförderung von Medikamenten zur Patient: In.

Selbst die Ärzt: Innen können heutzutage durch die mangelnde Liefermöglichkeiten von Pharmaka das Verordnungsverhalten nicht mehr nur dem ärztlichen Therapiecodex folgen lassen, sondern müssen auf die Verfügbarkeit von Medikamenten Rücksicht nehmen. Diese immer wiederkehrenden Lieferengpässe präsentieren uns genau den ausschließlich merkantil gewordenen Zweck von industriellen Pharmaka. Es geht in der industriellen Fertigung von Pharmaka nur mehr im Nebenzweck um die

Heilung des Patienten. Der Hauptzweck ist ausschließlich die Patient: In als Marktteilnehmer: In, die den Absatz garantieren soll. Dies bedeutet gleichzeitig aber auch, der Person neben tatsächlichen Erkrankungen Zustände zuzuschreiben, die die Person zur Patient: In transformiert. Es wird somit zunehmend schwieriger an Patient: Innen ernsthafte Erkrankungen festzustellen, da sich die Symptomatik ernsthafter Erkrankungen nicht ohne weiteres von persönlich geäußerten Krankheitszuständen unterscheiden lässt und sich natürlich mit ernsthaften Symptomen vermischen kann. Das selbst die Medizin diesem merkantilen Drang folgt und für Erkrankungen Definitionen erstellt, die wissenschaftlich sehr kontrovers diskutiert werden – beispielsweise ADHS oder auch Demenz als eine(!) Erkrankung.

Die industrielle Fertigung von Arzneimitteln und die reduzierte Funktion als Hersteller von Pharmaka trüben seit dem Beginn der industriellen Arzneimittelherstellung das Bild der klassischen Apothekerrolle. Die Anerkenntnis der trivial gewordenen Präparate folgt nicht mehr durch die Person des/der Apotheker: Innen, sondern durch die Haftungs- und Marketingorganisation der Pharmahersteller. Dort liegt nun die Verantwortung für die Produkte und nicht mehr bei Pharmazeut: Innen. Die Person des/der Pharmazeut: In wird als Halter der Konzession, also der Betriebserlaubnis definiert, nicht mehr als der Fachmann/Fachfrau für Medikamente.

Was ist dann pharmazeutische Kernkompetenz?

Als Wandler zwischen diesen verschiedenen Welten ist die Pharmazeut:In eigentlich eine Generalist: In, die sich in die oben beschriebenen Berufsbilder eben gerade aufgrund seiner/ihrer wissenschaftlichen Ausbildung hervorragend einbringen kann und dann auch zur Spezialist: In werden kann.

Dieses Generalisierende der Pharmazie wird aber nicht gewollt. Es steht der spezialisierte pharmazeutische Wissenschaftler: In neben dem/der Klinik- und Offizinapotheker: In.

Aber vielleicht ist der einmal vorgebrachte Vorschlag der Anpassung des Pharmaziestudium an die Bologna Regeln keine schlechte Idee. Ein grundständiges, vielleicht auch verlängertes Bachelorstudium, was vergleichbar der früheren Pharmazieingenieursausbildung mit beispielsweise ebensolch einem Titel abschließen könnte, um dann in einem Masterstudium die verschiedenen Spezialisierungen zu ermöglichen. Sicherlich können wir uns schon jetzt zu Fachapotheker: innen verschiedener Bereiche spezialisieren, aber diese Bereiche sind konservativ von außen festgelegt und bieten nicht die akademische Volatilität, die an einer Universität möglich und unbedingt nötig wäre. [4]

Sie übersehen und bewerten ebenso die berufliche Qualifikation unzureichend, die für die Mehrheit der öffentlich arbeitenden Apotheker: Innen nötig wäre.

Die Erneuerung und Verstärkung der Bedeutung der Pharmazie in Deutschland kann nur durch den öffentlichen Diskurs erfolgen, der verschiedenste, auch bisher nicht gedachte Einflüsse im pharmazeutischen Arbeiten und Denken mit zwingend einfließen läßt – als da beispielsweise wären: Soziologie, Ethik, Kommunikation, Pflegewissenschaften usw.

Denn die Frage der Wirkung von Arzneimitteln ist nicht nur pharmakologisch zu erklären, also naturwissenschaftlich. Medikamente entfalten ihre Wirkung ja bei jeder Patient: In unterschiedlich individuell. Und es spielen Fragen der Sprache, der Kommunikation, der Wahrnehmung, des Vertrauens, der eigenen Biografie usw. mindestens ebenso, wenn nicht sogar eine stärkere Rolle, als es die Pharmakologie auch tut. D.h. wir müssen als Pharmazeut: Innen anerkennen, das Naturwissenschaft allein in unserem Metier eben nicht

---

[4] Dieter Steinhilber, https://lesmueller-stiftung.de/wp-content/uploads/2013/11/vorlesung_prof_steinhilber_2007.pdf, 2013, 2020 21-11.

ausreicht, sondern wir sind gezwungen über den Tellerrand in die anderen Gebiete zu schauen. Die Pharmazie ist ebenso wie die Medizin nicht nur ein naturwissenschaftlicher Bereich, sondern eben und immer auch ein sozialer Bereich.

„Der leidende Mensch ist soweit Gegenstand der Humanwissenschaften, als er als denkendes, fühlendes, zur Verantwortung aufgerufenes Subjekt betrachtet wird"[5]

Mit diesem Subjekt „Patient: In" haben wir als Pharmazeu: Innen es zu tun. Professionelles Berufsverständnis in der Pharmazie braucht ebenso eine Berufs-Ethik, wie andere Tätigkeitsfelder, die mit Personen zu tun haben auch, beispielsweise die Medizin oder Pflege. Die Naturwissenschaftlichkeit ist dann, wie bei der Medizin, die andere Seite unserer beruflichen Tätigkeit.

Die Stärke der Pharmazie –und das zeigt die Vergangenheit- ist einerseits ihre Flexibilität und andererseits eine Wissenschaftlichkeit, die sich dem jeweiligen Arbeitsgebiet anpasst. Dieses in der Öffentlichkeit zu diskutieren, die Wissenschaftlichkeit an den verschiedenen Facetten der Pharmazie ständig neu auszurichten und eben diese Flexibilität auch öffentlich zu präsentieren, könnte vielleicht die Reputation der Pharmazie heben.

Der Stand der Pharmazeut: Innen in der Öffentlichkeit ist offensichlich durch großes Vertrauen der Bevölkerung gegenüber unserem Berufsstand ausgezeichnet. Dieses Vertrauen gilt es nun auch im eigenen fachlichen disparaten Kontext der Pharmazie zu veröffentlichen. Wissenschaftliche Pharmazie zeichnet sich durch gegenüber allen für die Pharmazie relevanten Gebieten durch offene und kritikaffine Handlungsweise aus, die sich ständig reflektiert, korrigiert und Erkanntes immer wieder verändert.

Die Pharmazie ist historisch eine paternalistische Wissenschaft und in hohem Maße strukturabhängig. Dies zwingt zu reguliertem Handeln und beschränkt

---

[5] Pieringer 2000 S62

die chaotische Wissens-Arbeit, wie sie beispielsweise für die Grundlagenforschung nötig wäre. Aus diesem Grund gibt es keine echte pharmazeutische Forschung, da es diese pharmazeutische Forschung aufgrund des fehlenden Forschungsgebietes nicht geben kann. Es gibt pharmazeutische Forschung als chemische Forschung, als biologische Forschung, als medizinische Forschung, als technologische Forschung, als Versorgungsforschung usw. Diese Diversität der natur- und geisteswissenschaftlichen Ansätze auch im Forschungs- und (!) im Anwendungsbereich zu verbinden sollte die Aufgabe einer modernen, zeitgemäßen Pharmazie sein. Dafür muss die Reflektion für die Stärken und die Schwächen der Pharmazie in der heutigen Zeit stattfinden. Das Kaufmännische im Pharmazeutischen, also die wirtschaftliche Konzeption des Berufes als niedergelassene Apotheker: In verschwindet und weicht einer administrativ-organisatorischen Opportunität, die den gesetzlichen Regeln folgend ein wirtschaftliches Auskommen sichern soll. Freie Wirtschaftlichkeit ist aufgrund eben dieser Handlungsregularien aber auch der mikroökonomischen Voraussetzungen unmöglich geworden. Die Nachfrage nach Medikamenten ist entweder medizinisch gesteuert – der Arztbesuch begründet den Arzneimittelkonsum, um ein Leiden zu lindern oder es ist aus eigenen, selbst-medikatorischen Interesse gesteuert – auch dort ist die Linderung des Leidens der Antrieb für den Konsum. Andere Produkte, die nicht Arzneimittel sind, werden als Zusatzprodukte auch über andere Kanäle am Markt angeboten, die nicht so reguliert sind und die damit ebenso dieses Segment in der Wirtschaftlichkeit einer Apotheke stören. Dazu kommt die Preisfestlegung durch die Krankenkassen, die den medizinischen Arzneimittelkonsum preislich fixieren und bestimmen. Zusätzlich zerstören Handelshemmnisse wie beispielsweise Lieferbeschränkungen einen auch nur ansatzweise funktionierenden Arzneimittelmarkt. Die Funktion der Apotheker: In als Konzessionsinhaber: Innen (Betriebserlaubnis) mit der nötigen persönlichen

Haftung innerhalb der Betriebserlaubnis verbindet eine scheinbare wirtschaftliche Unabhängigkeit mit einer gesellschaftlich-verpflichtenden Funktion, die dem Arzneimittelmarkt die nötige Qualität der Produkte und gelegentliche individuelle Herstellung, mit einer Flächenverfügbarkeit, also der gesetzlich so fixierten zeitunabhängigen ständigen Verfügungsmöglichkeit zu Arzneimitteln, verbindet. Dies wird z.B. durch die Dienstbereitschaftsverpflichtung für die Präsenzapotheken (!) sichergestellt – die Versandapotheken sind davon ausgenommen, ebenso wie Krankenhausapotheken.

Die Konstruktion der modernen Apothekerrolle bedarf einer historisch-inhaltlichen und soziologisch begründeten Handlungsanalyse im beruflichen und gesellschaftlichen Rahmen. Diese Dekonstruktion und Handlungsanalyse ist zwingend nötig, um daraus die relevanten Punkte für die Begründung der modernen, zeitgemäßen Pharmazie zu extrahieren.

Folgend bedarf es einer kritik-affinen und wissenschaftlich-soziologischen Konstruktion mit dem Ergebnis einer breit aufgestellten, wirtschaftlich abgesicherten Pharmazie, die ihren wichtigen Teil im Gesundheitsmarkt beiträgt. Die Apothekerrolle hat sich aufgespalten und gewandelt. Der wissenschaftlich arbeitende Pharmazeut: In ist Träger: In einer anderen Apothekerrolle als die öffentliche Apotheker: In und geht seinerseits in den Wissenschaftsrollen des jeweiligen Fachgebietes aus. Es ist unerheblich, wer im Labor forscht – die universitäre Provenienz des Forschenden begründet nur sein Expertenwissen. Der forschende oder administrative Apotheker: In ist gesellschaftlich unsichtbar und seine Funktion austauschbar. Die öffentliche Apotheker:In hingegen ist sichtbar und die Gesellschaft benötigt offenbar auch diese Apothekerrolle. Es ist nun nötig, eine neue bzw. veränderte Apothekerrolle zu konstruieren. Die neuen Anforderungen an die Apothekerrolle liegen nicht mehr im Prüfen, Herstellen oder verwalten von Roh- und Fertigstoffen oder von Fertigarzneimitteln usw. Die Kenntnis der angebotenen Produkte, die Kenntnis von Nebenwirkungen – und Wirkungen fordern mehr und mehr die Generalist: Innen, die nicht nur Wissen unterschiedlichster Herkunft generieren, verwalten und bewerten kann, sondern die besonders dieses Wissen nach außen kommunizieren können. Der Schwerpunkt der modernen Apothekerrolle liegt in dieser Dienstleistung. Verständliche und verstehende Kommunikation begründet wieder das Vertrauen in die Person des/r Apotheker: In. Diese Re-Professionalisierung muss von der Ausbildung und den Standesvertreter: Innen mitgetragen und forciert werde. „Mit der Neubestimmung ihrer Tätigkeit der „Abgabe" als nunmehr Tätigkeit der „Beratung im Sinne von Arzneimittelsicherheit, Compliance und Prävention" ist es gelungen, den Apothekerberuf zu reprofessionalisieren." Der Unterschied, den der/die Apotheker: In macht, liegt nicht mehr in einem „Werk", sondern in der Kommunikation.[6]

Die Fähigkeiten in Kommunikation, in sozialem Handeln, in moralischer Bewertung der eigenen Handlungen müssen ausgebildet und gestärkt werden[7] [8].

Die Schwierigkeiten in dieser Kommunikation müssen erkannt, diskutiert und verändert werden. Beispielsweise ist ein ethischer Moralkodex wie bei den Ärzt: Innen zwar vorhanden in Form des internationalen Apothekereides des Internationalen Apothekerverbandes (FIP) [9] oder der jeweiligen Berufsordnungen, aber wie beispielsweise in den Berufsordnungen werden den neuen kommunikativ-ethischen Anforderungen zu wenig Aufmerksamkeit geschenkt. Von der Kenntnis dieser moralisch-professionellen Grundwerke für den Berufsalltag darf bei den meisten Apotheker: Innen als Grundlage des eigenen Handelns nicht allgemein ausgegangen werden.

---

6 Anna Henkel, Soziologie des Pharmazeutischen (Baden-Baden: Nomos Verlag, 2011).

7 Elisabeth Anderegg-Wirth und Christoph Rehmann-Sutter, „Gibt es eine pharmazeutische Ethik?," pharmajournal 03 2008.

8 Rainer Heide, Ethik in der Apotheke, essentials (Wiesbaden: Springer Verlag, 2019).

9 Juliane Ziegler, „Internationaler Apotheker-Eid veröffentlicht," Deutsche Apotheker Zeitung 10. 11 2014.

Die Kommunikation im besagten Kontext bedarf inhaltlich-kommunikativer Voraussetzungen, die z.Zt. nicht immer zur Verfügung stehen. Beispielsweise kann man nur beraten, wenn biografisches und narratives Wissen über den Gesprächsteilnehmer bekannt ist. Ebenso ist die Arzt-Patienten-Apotheker Kommunikation neu zu definieren. Die Ärzt: Innen begreifen Apotheker: In immer weniger als Konkurrent: Innen, da allein die ärztliche Arbeitsüberlastung zu Kooperationsbereitschaft führt. Die Apotheke kann mit den kommunikativen Konzepten die ärztliche aber auch die meta-ärztliche Kommunikation fortsetzen.

Allein „Zeit zu haben" für die Patienten: In bedeutet einerseits eine neue soziale Konzeption im Aufgabenspektrum der modernen Apothekerrolle, andererseits bedeutet es auch die Unterstützung der ärztlichen Patientenkommunikation.

Niedrigschwellige und sprachfolgende Kommunikation können die ärztlich-pharmazeutische Kommunikation mit den Patient: Innen erheblich verbessern und das Vertrauen in die Pharmakon-Kommunikation von Fertigarzneimittel wieder auf den Apotheker: In in personam übertragen sowie die administrativ geforderte Kontrollfunktion im Arzneimittelmarkt erreichen.

Das Ziel sollte sein, ebenso wie in der Medizin, von der analytischen, dekonstruierenden Betrachtungsweise des menschlichen Körpers und einer daraus folgenden Behandlung im Sinne einer „biologischen Maschine" hin zu einer konstruierenden und sozialen Betrachtung, die die vielen Faktoren berücksichtigt, die eine Behandlung beeinflussen, zu gelangen.

Anderegg-Wirth, Elisabeth and Christoph Rehmann-Sutter. "Gibt es eine pharmazeutische Ethik?" pharmajournal 2008 03.

Heide, Rainer. Ethik in der Apotheke. essentials. Wiesbaden: Springer Verlag, 2019.

Henkel, Anna. Soziologie des Pharmazeutischen. Baden-Baden: Nomos Verlag, 2011.

Regenbogen, A and U. (Hrsg) Meyer. Wörterbuch der philosophischen Begriffe. Hamburg: Felix Meiner Verlag, 1998.

Ridder, Paul. Der wahre Charakter des Apothekers. Greven: Verlag für Gesundheitswissenschaften, 2000.

Steinhilber, Dieter. https://lesmueller-stiftung.de/wp-content/uploads/2013/11/vorlesung_prof_steinhilber_2007.pdf. 2013. 2020 21-11.

Ziegler, Juliane. "Internationaler Apotheker-Eid veröffentlicht." Deutsche Apotheker Zeitung 2014 10-11.

Zum Autor:

Rainer Heide ist Diplom Biologe und Pharmazeut und arbeitet als angestellter Apotheker in einer öffentlichen Apotheke in Berlin. Zusätzlich ist er Dozent und Lehrbeauftragter an der Evangelischen Hochschule Dresden im Fach „Pflegethik" und beschäftigt sich seit vielen Jahren mit dem Thema Ethik in der Pharmazie.

Danksagung: Ich danke meinem Sohn BA Phil. Tillmann Heide für das kritische Editieren und die fachliche Begleitung.

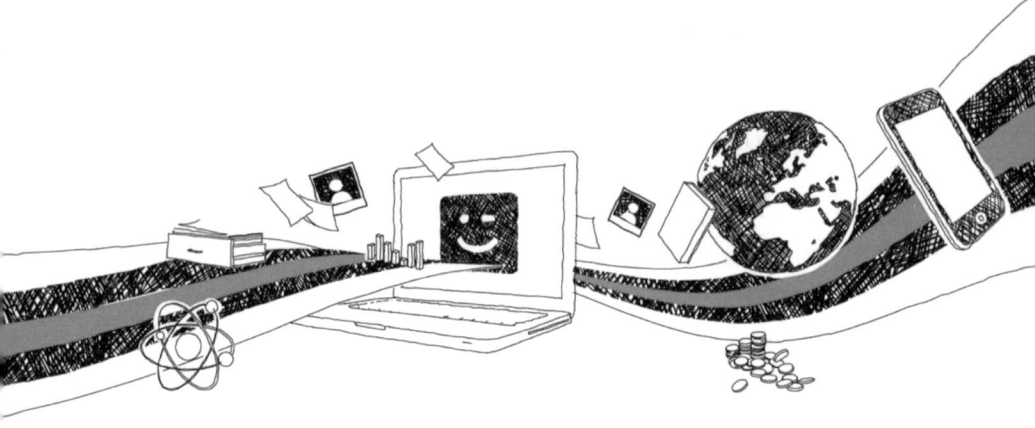
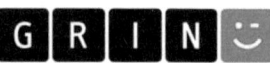